BEI GRIN MACHT SICH IHR
WISSEN BEZAHLT

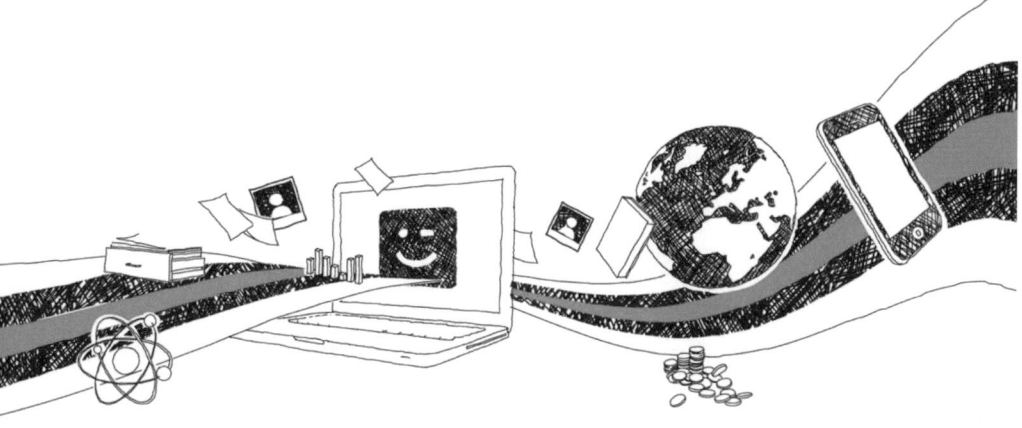

- Wir veröffentlichen Ihre Hausarbeit,
  Bachelor- und Masterarbeit

- Ihr eigenes eBook und Buch -
  weltweit in allen wichtigen Shops

- Verdienen Sie an jedem Verkauf

Jetzt bei www.GRIN.com hochladen
und kostenlos publizieren

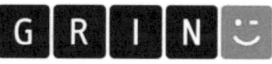

Radikaler versus inkrementaler Wandel im Bereich Change Management

Sophie Noll

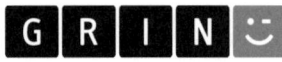

Bibliografische Information der Deutschen Nationalbibliothek:

Die Deutsche Nationalbibliothek verzeichnet diese Publikation in der Deutschen Nationalbibliografie; detaillierte bibliografische Daten sind im Internet über http://dnb.d-nb.de abrufbar.

ISBN: 9783346805911
Dieses Buch ist auch als E-Book erhältlich.

© GRIN Publishing GmbH
Nymphenburger Straße 86
80636 München

Druck und Bindung: Books on Demand GmbH, Norderstedt Germany
Gedruckt auf säurefreiem Papier aus verantwortungsvollen Quellen

Das vorliegende Werk wurde sorgfältig erarbeitet. Dennoch übernehmen Autoren und Verlag für die Richtigkeit von Angaben, Hinweisen, Links und Ratschlägen sowie eventuelle Druckfehler keine Haftung.

Das Buch bei GRIN: https://www.grin.com/document/1321850

Radikaler versus inkrementaler Wandel

Studiengang: MBA Gesundheitsmanagement & Digital Health

LV / Modul: Change Management / Modul 4

Name: Sophie Noll

Datum: 15.10.2022

Inhaltsverzeichnis

Abkürzungsverzeichnis

z.B.   zum Beispiel

Abbildungsverzeichnis

Tabellenverzeichnis

1 Einleitung

Die vorliegende Projektarbeit handelt um das Thema Wandel in Organisationen. Dabei wird zwischen zwei Grundformen, dem radikalen und dem inkrementellen Wandel unterschieden. Beide Arten werden im Change Management verwendet.

1.1 Aufgabenstellung

Der erste Teil der Aufgabe beinhaltet eine Recherche zum Thema inkrementaler und radikaler Wandel. Anschließend sollen unterschiedliche Standpunkte eingenommen werden. Dabei soll einmal erläutert werden, warum der radikaler dem inkrementalen Wandel zu bevorzugen ist und umgekehrt. Schließlich soll die bevorzugte Variante in Bezug auf den Digitalisierungstrend argumentiert werden.

1.2 Zielsetzung, Nutzen

Ziel der Arbeit ist es, die beiden verschiedenen Formen des Wandels innerhalb Unternehmen kennenzulernen und dabei Vor- und Nachteile zu definieren.

2 Einführung in das Thema

„Wir können den Wind nicht ändern, aber die Segel anders setzen" (Aristoteles)

In diesem Kapitel wird das Thema Change Management erläutert. Anschließend werden die unterschiedlichen Formen des Wandels für Unternehmen dargestellt.

2.1 Change Management

Die heutige Geschäftswelt ist sehr komplex und von hochdynamischem Wandel geprägt. Um den Herausforderungen der Umwelt gerecht zu werden, müssen sich Unternehmen rechtzeitig anpassen und innerbetriebliche Veränderungen vornehmen. Change Management beschreibt also die Anpassung einer Organisation an veränderte Rahmenbedingungen. In der Literatur wird dabei zwischen internen und externen Ursachen unterschieden. Große Herausforderungen stellen zum Beispiel technologische Entwicklungen, Veränderungen der globalen Wirtschaft, innovative Geschäftsmodelle sowie die Ressourcenknappheit. Bei Veränderungen im Rahmen von Change Management, gibt es verschiedene Ansätze wie es zur einer strukturellen und organisatorischen Neuerfindung kommen kann.[1]

2.2 Formen des Wandels

Möchte eine Organisation eine Veränderung durchführen, müssen die Art, die Reichweite und das Vorgehen der Organisationsentwicklung definiert werden. Die unterschiedlichen Ansätze, wie Wandel in Unternehmen durchführbar ist, unterscheiden sich in ihren grundsätzlichen Annahmen, in ihrer inhaltlichen Tiefe sowie der zeitlichen Dynamik.[2]

---

[1] Vgl. Marek (2010) S.14
[2] Vgl. Marek (2010) S. 85

Da in der Literatur eine Vielzahl von unterschiedlichen Wandelformen genannt werden, soll die Tabelle 1 einen Überblick über die meistverwendeten Begriffe geben.

Inkrementaler Wandel	Veränderung der Organisation in der bestehenden Logik
Radikaler Wandel	Umfassende und tiefgreifende Veränderung von grundlegenden Eigenschaften Synonyme: disruptiv; revolutionär; einschneidend, fundamental;
Revolutionärer Wandel	Sprunghafte, große Veränderungen
Evolutionärer Wandel	Veränderung in kleinen Schritten

Tabelle 1: Unterschiedliche Formen des Wandels[3]

Der wesentliche Unterschied zwischen dem revolutionären und dem evolutionären Wandel, ist die Geschwindigkeit, in der der Wandel voranschreitet. Bei einem revolutionären Wandel handelt es sich um eine schnelle grundlegende Veränderung, während der evolutionäre Wandel eine langsamere Form darstellt.[4]

Ebenfalls findet sich in der Literatur auch die Unterscheidung in Wandel 1. Ordnung und Wandel 2. Ordnung. Dabei beschreibt ein Wandel der ersten Ordnung eine inkrementelle Vorgehensweise. Das bedeutet, dass Veränderungen ohne Neuerschaffung der grundlegenden Unternehmensstruktur erfolgt. Es werden lediglich einzelne Bereiche oder Ebene herangezogen. Bei einem Wandel der zweiten Ordnung, wird hingegen die gesamte Organisation grundlegend und paradigmatisch verändert, so dass eine neuartige Strategie und eine neue Richtung entstehen.[5]

---

[3] Vgl. Marek (2010) S.85
[4] Vgl. Marek (2010) S.86
[5] Vgl. Levy/Merry (1986) S.9

Eine weitere Einteilung der Bandbreite einer Veränderung kann anhand des Transformationsmodells („Zwiebelmodell") von Krüger (1994) erfolgen. Dieser unterteilt die Dimensionen des Wandels in Restrukturierung, Reorientierung, Revitalisierung und Remodellierung. Dabei kann von Schicht zu Schicht eine tiefergreifende Veränderung beobachtet werden.[6]

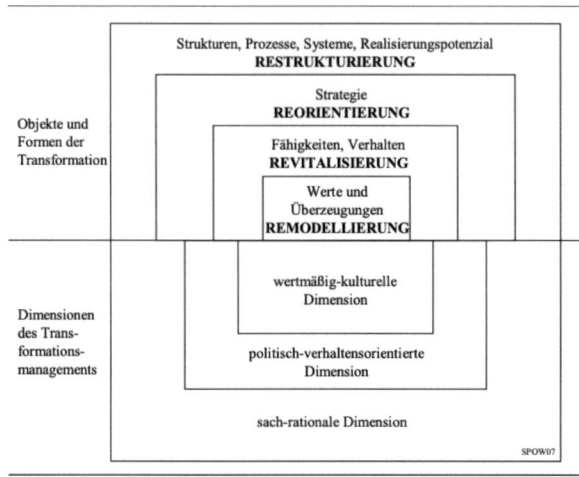

Abbildung 1: Schichtmodell von Krüger (1994)

In der folgenden Projektarbeit wird genauer auf die beiden Formen inkrementaler und radikaler Wandel eingegangen.

---

[6] Vgl. Krüger (1994)

3 Essay 1 – Der inkrementale Wandel- die beste Option für eine Organisationsveränderung

Der inkrementale Wandel beschreibt einen kontinuierlichen Wandel innerhalb des Unternehmens. Dabei handelt es sich vorwiegend um internes Wachstum, bei dem z.b. (zum Beispiel) neue Instrumente in der bestehenden Strategie eingeführt werden oder einzelne Geschäftsprozesse verbessert werden.[7] Bei dieser Form ist die Vorgehensweise wie bei einer evolutionären Strategie, das bedeutet, dass kleine, aber dauerhafte Schritte vorgenommen werden. Es wird also aufeinander aufgebaut und nicht radikal alles auf einmal verändert. Oft wird die Transformation auch in Form einer Selbstentwicklung durchgeführt.[8]

Wie bereits erwähnt, werden bei einem inkrementalen Wandel Verbesserungen in wenigen Bereichen des Unternehmens vorgenommen. Dadurch können die zugrunde liegende Kultur, Strukturen, Verfahrensweisen und Werte bestehen bleiben. Der Veränderungsschock ist also nicht all zu groß. Bei einem radikalen Wandel hingegen wird die alte Strategie „über den Haufen geschmissen" und ein neues Konzept eingeführt, bei dem die Unternehmenskultur und Werte verloren gehen können. Ein radikaler Wandel hat weitreichende Konsequenzen, welche teilweise auch irreversible sein können. Dabei ist mit stärkeren Unruhen und Unzufriedenheit in der Belegschaft zu rechnen.[9] Wird der Wandel zu rasch durchgeführt, wie es bei einem radikalen Vorgehen leicht passieren kann, führt dies zu Fluktuationen und Widerständen bei den MitarbeiterInnen.[10] Die Schritt-für-Schritt Vorgehensweise des inkrementalen Wandels ist hier klar im Vorteil, denn sie beugt Widerstände bei MitarbeiterInnen vor, da sie von Anfang an Orientierung bietet und auf eine transparente Kommunikation abzielt.[11]

Idealerweise werden schon vor der Umsetzung der ersten Maßnahmen Informationen an alle Beteiligten vermittelt, z.B. im Rahmen von Informationsveranstaltungen oder Kick-Off-Präsentationen, um auf die kommenden Veränderungen vorzubereiten[12]..Hierbei ist es auch von großer Bedeutung, dass im Gegensatz zum radikalen Wandel, das aktive Mitgestalten der MitarbeiterInnen gefragt ist. Es soll ein „Gemeinsames Umgestalten" des gesamten Unternehmens sein, bei dem alle Ideen aber auch

---

[7] Vgl. Marek (2010) S.85
[8] Vgl. Wendler (2021) S.3
[9] Vgl. Schütz et. al (2017) S.4
[10] Vgl. Pircher (2020) S.85
[11] Vgl. Wendler (2021) S.3
[12] Vgl. Picher (2020)

Sorgen willkommen sind. Dies hat nicht nur den Vorteil, dass sich die Beteiligten wertgeschätzt und wahrgenommen fühlen, sondern, dass, diese auch ihr Know-How und ihre Erfahrungen einbringen können. Die Strategie der inkrementalen Veränderung unterstützt die Selbstentwicklung der Organisation und der MitarbeiterInnen. Bei einem radikalen Wandel hingegen, werden alte Prozesse einfach entfernt und neue Strukturen nach vordefinierten Regeln & Plänen eingeführt. Die Meinungen sowie das Know-How der MitarbeiterInnen werden nicht beachtet, sind sogar unerwünscht.[13]

Weitere Vorteile des inkrementalen Wandels finden sich in der Führungsweise. Während bei radikalen Veränderungen Führungskräfte dazu bestimmt sind, die neuen Strukturen und Pläne so schnell wie möglich zu etablieren und ihre Rolle als rationale Planer zu erfüllen, hat die Führung bei inkrementalen Veränderungen eine unterstützende Funktion.[14] Führungspersonen agieren kollegial, verständnisvoll und richtungsweisend. Sie bieten Orientierung in der Veränderungsphase und geben MitarbeiterInnen die Chance, sich während dieser Phase selbst weiterzuentwickeln und das System zu optimieren.[15] Wird die Unternehmensstruktur einfach schlagartig, radikal verändert, wird MitarbeiterInnen das Gefühl gegeben, dass übergangen werden und ihre Meinungen im Unternehmen nicht gefragt sind.

Zusammenfassend lässt sich feststellen, dass sich der radikale Wandel als sehr unrealistisch herausstellt. Aufgrund vieler Faktoren wäre es sinnvoller, inkrementale Veränderungen vorzunehmen, da diese nicht nur weniger kostenintensiv sind, sondern auch ein geringeres Risiko vorweisen.

---

[13] Vgl. Wendler (2021) S. 5
[14] Vgl. Deuringer (2000) S. 43
[15] Vgl. Sterniczky (2021) S. 87

4 Essay 2 – Radikaler Wandel- die einzige Möglichkeit um erfolgreich zu sein

Radikal & innovativ. Eine Veränderung mit hohem Neuheitsgrad, prägt den radikalen Wandel und wird deshalb als einzig richtige Vorgehensweise für einen Wandel in Organisationen angesehen.

Wie bereits aus dem Namen abgeleitet werden kann, handelt es sich bei dieser Form des Wandels um eine grundlegende Veränderung des Unternehmens. Dabei ändert sich das Geschäftsmodell tiefgreifend und schlagartig. Für diese Art wird eine umfassende Strategie benötigt, denn Struktur, Kultur, und Prozesse ändern sich komplett. Aus diesem Grund wird der radikale Wandel auch fundamentaler Wandel genannt. Außerdem findet die Veränderung oft sehr rasch und abrupt statt und rettet Unternehmen oft vor dem Untergang.[16] Diese Form ist charakterisiert durch externes Wachstum, welche häufig in Folge von Fusionen, Strategieänderungen, Krisen oder Katastrophen verwendet wird. Oft wird auch von einem organisatorischen „Umbruch" gesprochen.[17]

Entscheidet man sich, eine revolutionäre Veränderung in seinem Unternehmen durchzuführen, stehen einem viele Türen offen. Während die Kernlogik beim inkrementalen Wandel immer bestehen bleibt, können Organisationen, welche sich für die radikale Vorgehensweise entschieden haben, neue Märkte erschließen, einen neuen Kundennutzen generieren und sich eine völlig neue Entscheidungsgrundlage aufbauen. Aus Kundensicht kann dabei ein hoher Mehrwert erzielt werden.[18]Gerade in einer Welt, die von ständigem Fortschritt und dynamischen Wandel geprägt ist, ist es wichtig, innovative und disruptive Ideen zu verwirklichen, um nicht unterzugehen. Unternehmen, welche sich nur langsam neue Strukturen aneignen, werden scheitern.[19]

Die Wahl einen radikalen Wandel durchzuführen, ist vor allem in Krisensituationen oder wenn rasche Veränderungen benötigt werden, sinnvoll. Der Vorteil dabei ist, dass in Krisenzeiten eine enorm hohe Veränderungsbereitschaft der MitarbeiterInnen vorliegt.[20] Es wird ein Plan entwickelt und im Gegensatz zum inkrementalen Wandel, werden Maßnahmen sofort in der gesamten Organisation umgesetzt. Dadurch müssen

---

[16] Vgl. Marek (2010) S.85
[17] Vgl. Wiendieck et al. (2008) S. 163
[18] Vgl. Hermann (2020)
[19] Vgl. Deuringer (2000) S.28
[20] Vgl. Marek (2010) S.89

alle MitarbeiterInnen an einem Strang ziehen. Da das Konzept für das ganze Unternehmen meist nicht bis ins kleinste Detail durchgeplant ist, ist ein weiterer Vorteil, dass MitarbeiterInnen die Chance zur selbstständigen Weiterentwicklung beziehungsweise Adaptierung haben.[21] Außerdem können sich MitarbeiterInnen durch klare Vorgaben besser in der Wandlungsphase orientieren, wodurch sich das Risiko von Widerständen und Missverständnissen reduziert.

Durch neue Strukturen, Visionen und Prozesse ist es quasi unmöglich wieder zurück ins alte Muster zu verfallen. Ein deutlicher Vorteil zum inkrementalen Wandel, bei dem dies leicht geschehen kann. Ein ständiger Vergleich zwischen „alt" und „neu" reduziert die Akzeptanz der neuen Strukturen, da aus psychologischer Sichtweise, Menschen dazu neigen bekannte und vertraute Gegebenheiten vorzuziehen.[22] Eine Organisation neu zu gestalten, erfordert intensives Lernen für alle Beteiligten. Während sich bei inkrementalen Veränderungen lediglich das Team, für welches der Wandel relevant ist, mit den Veränderungen auseinandersetzen müssen, erfordern radikale Innovationen den Aufbau neuer Denkbahnen, neuer Ordnungssystem und Schlussfolgerungen für die gesamte Organisation. Dadurch kann sich jeder Mitarbeiter und jede Mitarbeiterin weiterentwickeln und neue Fähigkeiten und Kompetenzen entwickeln. [23]

Die Welt verändert sich schlagartig und rasant. Das bringt Risiken aber auch Chancen. Nur Unternehmen, welche sich an diese Geschwindigkeit anpassen und diese Chancen zu nutzen wissen, werden im Zukunftsmarkt bestehen. Diese schnellen und radikalen Veränderungen werden häufig unterschätzt. Sich langsam zu adaptieren wie bei inkrementalen Veränderungen macht deshalb wenig Sinn.[24]

---

[21] Vgl. Wendler (2021) S.5

[22] Vgl. Reinheimer (2017) S.107
[23] Vgl. Wiendieck et al (2008) S. 165
[24] Vgl. Baltes/Freyth (2017)

5 Welcher Ansatz ist nun der Richtige?

In den Kapiteln 3 und 4 wurde jeweils eine Form des Wandels herangezogen und dessen Vorteile gegenüber der anderen aufgezeigt. Nun wird eine Stellungnahme vorgenommen, welche der beiden Formen, auch in Hinblick auf die digitale Transformation, zu empfehlen wäre.

Natürlich ist es nicht einfach zu sagen, ob eine radikale oder eine inkrementale Herangehensweise besser ist, da jedes Unternehmen anders tickt und unterschiedliche Reaktionen aufweist. Die beiden Wandelformen unterscheiden sich in Reichweite und Geschwindigkeit. Welche Form gewählt wird hängt von unterschiedlichen Faktoren wie z.B. dem Treiber des Wandels ab. Einer der bedeutsamsten und nicht zu unterschätzenden Treiber ist der digitale Fortschritt, welcher eine große Rolle in der Wirtschaft einnimmt. Begriffe wie Industrie 4.0, Künstliche Intelligenz und Big Data sind immer häufiger zu hören. Bei der sogenannten Industrie 4.0, handelt es sich um die 4. Industrielle Revolution, in der wir uns gerade befinden. Durch das Internet und sogenannte „Cyber-Physikalischen Systeme" lässt sich die virtuelle Welt immer mehr vernetzen, neue technologische und digitale Produkte revolutionieren den Markt aber auch die Menschheit vollkommen. Das Verhältnis zwischen Mensch und Maschine wird dadurch grundlegend verändert.[25]

Radikale Anforderungen benötigen radikale Veränderungen. Wer bei diesen Anforderungen nicht mithält, wird schon bald aus dem Markt verdrängt werden. Gesellschaft und Unternehmen werden stark durch digitale Technologien bestimmt. Organisationen mit rein digitalen Geschäftsmodellen können ein exponentielles Wachstum entwickeln. Unternehmen, welche die Phase verpasst haben, brauchen nun radikale Veränderungen, um ihre Strategie und ihre Betriebslogik an die Anforderungen der heutigen Zeit anzupassen.[26] Inkrementale Veränderungen sind langsamer und beziehen sich nur auf einzelne Bereiche oder Prozesse des Unternehmens. Doch um digital und innovativ zu bleiben, müssen nicht nur neue Technologien eingeführt werden, sondern bedarf es einer Umstellung des gesamten Arbeitsumfelds. Wird lediglich ein Bereich erneuert, herrscht große Gefahr, dass alte und neue Arbeitswesen vermischt werden und die vollständige Funktionalität nicht genutzt werden kann. Radikaler Wandel bedeutet für MitarbeiterInnen, ein Umdenken auf technischer-, sozialer und Entscheidungsebene.

---

[25] Vgl. Reinheimer (2017) S.107
[26] Vgl. Baltes/Freyth (2017) S. 27

Doch durch ein klares und Ziel und Vorgaben können sich MitarbeiterInnen gut orientieren. Dennoch scheint es mir wichtig, die Vorteile des inkrementalen Wandels nicht ganz außen vor zu lassen. Eine Kombination aus radikalen, aber auch evolutionären Maßnahmen erscheint sinnvoll. Gerade für MitarbeiterInnen, welche sich selbst noch nicht mit digitalen Veränderungen vollkommen identifiziert haben, ist eine inkrementale Herangehensweise zweckmäßig.[27] Außerdem sollte bei der Durchführung revolutionärer Veränderungen noch genügend Spielraum bleiben, damit sich alle MitarbeiterInnen aktiv beteiligen und ihre Ideen und Bedenken einbringen können. Natürlich muss auch der Faktor Zeit bedacht werden. Handelt es sich um kleine Anpassungen, welche sich gut planen lassen und unter keiner Druckentscheidung stehen, ist der inkrementale Wandel bestimmt die beste Wahl. Liegt jedoch eine brennende Situation vor, in der schnelle Entscheidungen getroffen werden müssen, empfiehlt sich eine radikale Vorgehensweise. Diese kann in Krisensituationen, in denen oft keine Zeit für eine ausführliche Entscheidungsfindung ist, ein Unternehmen vor dem Untergang retten.[28]

Schließlich komme ich zu dem Schluss, dass aufgrund der hochkomplexen, digitalen Transformationen revolutionäre Maßnahmen durchaus sinnvoll sind und auch durchgeführt werden sollen. Dennoch ist es gerade für MitarbeiterInnen wichtig, nicht nur radikal vorzugehen, sondern auch Aspekte der inkrementalen Vorgehensweise miteinzubeziehen. Durch eine kluge Kombination dieser Wandelformen und eine gemeinsame Umsetzung, bei der Fehler und Bedenken erlaubt sind, kann jedes Unternehmen die Chancen nutzen, welche die Industrie 4.0 für uns eröffnet.

---

[27] Vgl. Reinheimer (2017) S.107
[28] Vgl. Wendler (2021) S.9

Literaturverzeichnis

Baltes, Guido / Freyth, Antje (2017): Veränderungsintelligenz. Agiler, innovativer, unternehmerischer den Wandel unserer Zeit meistern. Gabler Verlag

Deuringer, Christian (2000): Organisation und Change Management. Ein ganzheitlicher Strukturansatz zur Forderung organisatorischer Flexibilitat. Wiesbaden: Betriebswirtschaftlicher Verlag Dr. Th. Gabler GmbH, und Deutscher Universii-Ots-Yeriag GmbH

Krüger, Willifried (1994): Transformations-Management. Grundlagen, Strategien, Anforderungen, in: Gomes, Peter (Hrsg.): Unternehmerischer Wandel, Wiesbaden, S. 199 – 228

Levy, Amir / Merry, Uri (1986): Organizational Transformation. Approaches, Strategies, Theories, New York.

Marek, Daniel (2010): Unternehmensentwicklung verstehen und gestalten – Eine Einführung. 1. Auflage. Wiesbaden: Gabler Verlag

Pircher, Richard (2020): Agilstabile Organisationen. Der Weg zum dynamischen Unternehmen und verteilten Leadership. ELG E-Learning-Group GmbH

Reinheimer, Stefan (2017): Industrie 4.0. Herausforderungen, Konzepte und Praxisbeispiele. Springer Fachmedien Wiesbaden

Schütz, Marcel / Röbken Heinke / Hericks Nicola (2017): Loyaler Boykott der Bologna-Reform – Eine Untersuchung zur Beibehaltung des Diploms in Ingenieurstudium. Springer Verlag

Sterniczky, Aaron (2021): Change Management, Steuerung der digitalen Transformation, ELG E-Learning-Group GmbH

Wendler, Jessica (2021): Change Management. Radikaler oder inkrementaler Wandel. GRIN Verlag

Wiendieck, Gerd / Rudolf Fisch / Andrea Müller / Dieter Beck (2008): Veränderungen in Organisationen. Stand und Perspektiven. VS Verlag für Sozialwissenschaften

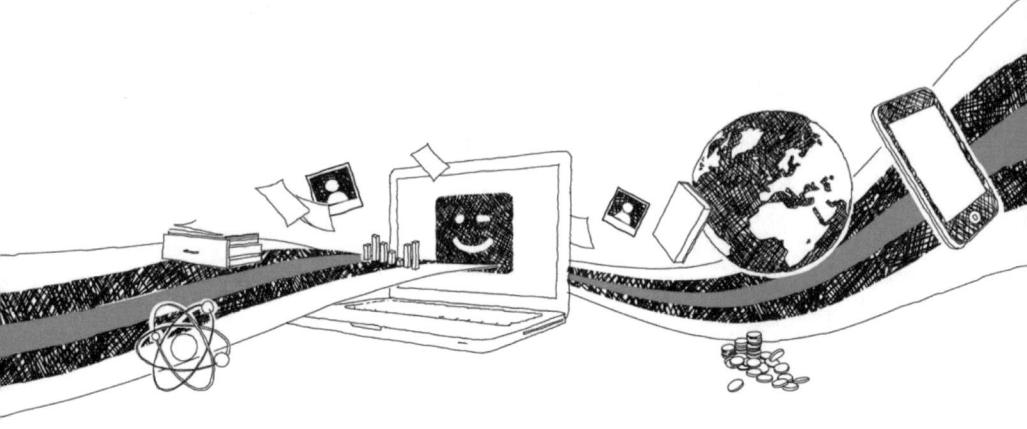
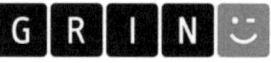